THIS JOUNRAL BELONGS TO

_____

_____

_____

SU  MO  TU  WE  TH  FR  SA                    DATE: _____

## BREAKFAST:
_____
_____
_____
_____

## LUNCH:
_____
_____
_____
_____

## DINNER:
_____
_____
_____
_____

## SNACKS:                          FRUITS/VEGGIES:
_____

## WATER: <<< ———————————— ♥ ———————————— >>>

## EXERCISES/ACTIVITIES:
_____
_____
_____

## SLEEP TIME:                        WAKE UP TIME:

## HOW WAS MY DAY?
_____

## HOW TO MAKE TOMORROW A BETTER DAY?
_____

SU  MO  TU  WE  TH  FR  SA                    DATE: _____

**BREAKFAST:**
_____
_____
_____
_____

**LUNCH:**
_____
_____
_____
_____

**DINNER:**
_____
_____
_____
_____

**SNACKS:**                          **FRUITS/VEGGIES:**
_____

**WATER:**

**EXERCISES/ACTIVITIES:**
_____
_____
_____

**SLEEP TIME:**                      **WAKE UP TIME:**

**HOW WAS MY DAY?**
_____

**HOW TO MAKE TOMORROW A BETTER DAY?**
_____

SU  MO  TU  WE  TH  FR  SA          DATE: _____

**BREAKFAST:**
_____
_____
_____
_____

**LUNCH:**
_____
_____
_____
_____

**DINNER:**
_____
_____
_____
_____

**SNACKS:**                          **FRUITS/VEGGIES:**
_____
_____

**WATER:** ⫷⫷⫷ ❤ ⟫⟫⟫

**EXERCISES/ACTIVITIES:**
_____
_____
_____

**SLEEP TIME:**                      **WAKE UP TIME:**

**HOW WAS MY DAY?**
_____

**HOW TO MAKE TOMORROW A BETTER DAY?**
_____

SU  MO  TU  WE  TH  FR  SA                    DATE: _____

## BREAKFAST:

_____
_____
_____
_____

## LUNCH:

_____
_____
_____
_____

## DINNER:

_____
_____
_____
_____

## SNACKS:                          FRUITS/VEGGIES:

_____

**WATER:**

**EXERCISES/ACTIVITIES:**

_____
_____
_____

**SLEEP TIME:**                     WAKE UP TIME:

**HOW WAS MY DAY?**

_____

**HOW TO MAKE TOMORROW A BETTER DAY?**

_____

SU  MO  TU  WE  TH  FR  SA          DATE: _____

**BREAKFAST:**
_____
_____
_____
_____

**LUNCH:**
_____
_____
_____
_____

**DINNER:**
_____
_____
_____
_____

**SNACKS:**                         **FRUITS/VEGGIES:**
_____
_____

**WATER:** ⋘←————————— ♥ —————————→⋙

**EXERCISES/ACTIVITIES:**
_____
_____
_____

**SLEEP TIME:**                     **WAKE UP TIME:**
_____

**HOW WAS MY DAY?**
_____

**HOW TO MAKE TOMORROW A BETTER DAY?**
_____

SU  MO  TU  WE  TH  FR  SA          DATE: _____

## BREAKFAST:

## LUNCH:

## DINNER:

## SNACKS:                    FRUITS/VEGGIES:

## WATER:

## EXERCISES/ACTIVITIES:

## SLEEP TIME:                    WAKE UP TIME:

## HOW WAS MY DAY?

## HOW TO MAKE TOMORROW A BETTER DAY?

SU  MO  TU  WE  TH  FR  SA                    DATE: _____

## BREAKFAST:
_____
_____
_____
_____

## LUNCH:
_____
_____
_____
_____

## DINNER:
_____
_____
_____
_____

## SNACKS:                          FRUITS/VEGGIES:
_____

## WATER: ⦉⦉⦉ ———————— ♥ ———————— ⦊⦊⦊

## EXERCISES/ACTIVITIES:
_____
_____
_____

SLEEP TIME:                         WAKE UP TIME:

HOW WAS MY DAY?
_____

HOW TO MAKE TOMORROW A BETTER DAY?
_____

SU  MO  TU  WE  TH  FR  SA                    DATE: _____

## BREAKFAST:
_____
_____
_____
_____

## LUNCH:
_____
_____
_____
_____

## DINNER:
_____
_____
_____
_____

## SNACKS:                          FRUITS/VEGGIES:
_____

## WATER:

## EXERCISES/ACTIVITIES:
_____
_____
_____

## SLEEP TIME:                      WAKE UP TIME:

## HOW WAS MY DAY?
_____

## HOW TO MAKE TOMORROW A BETTER DAY?
_____

SU  MO  TU  WE  TH  FR  SA                    DATE: _____

## BREAKFAST:
_____
_____
_____
_____

## LUNCH:
_____
_____
_____
_____

## DINNER:
_____
_____
_____
_____

## SNACKS:                          FRUITS/VEGGIES:
_____

## WATER: ⟨⟨⟨ ———————————— ♥ ————————————— ⟩⟩⟩

## EXERCISES/ACTIVITIES:
_____
_____
_____

## SLEEP TIME:                        WAKE UP TIME:

## HOW WAS MY DAY?
_____

## HOW TO MAKE TOMORROW A BETTER DAY?
_____

SU  MO  TU  WE  TH  FR  SA                    DATE: _____

**BREAKFAST:**
_____
_____
_____
_____

**LUNCH:**
_____
_____
_____
_____

**DINNER:**
_____
_____
_____
_____

**SNACKS:**                          **FRUITS/VEGGIES:**
_____

**WATER:**
_____

**EXERCISES/ACTIVITIES:**
_____
_____
_____

**SLEEP TIME:**                      **WAKE UP TIME:**

**HOW WAS MY DAY?**
_____

**HOW TO MAKE TOMORROW A BETTER DAY?**
_____

SU  MO  TU  WE  TH  FR  SA                    DATE: _____

## BREAKFAST:

_____

_____

_____

## LUNCH:

_____

_____

_____

## DINNER:

_____

_____

_____

## SNACKS:                              FRUITS/VEGGIES:

_____

## WATER:

## EXERCISES/ACTIVITIES:

_____

_____

## SLEEP TIME:                          WAKE UP TIME:

## HOW WAS MY DAY?

_____

## HOW TO MAKE TOMORROW A BETTER DAY?

_____

SU  MO  TU  WE  TH  FR  SA                    DATE: _____

**BREAKFAST:**
_____
_____
_____
_____

**LUNCH:**
_____
_____
_____
_____

**DINNER:**
_____
_____
_____
_____

**SNACKS:**                              **FRUITS/VEGGIES:**
_____

**WATER:**

**EXERCISES/ACTIVITIES:**
_____
_____
_____

**SLEEP TIME:**                          **WAKE UP TIME:**

**HOW WAS MY DAY?**
_____

**HOW TO MAKE TOMORROW A BETTER DAY?**
_____

SU  MO  TU  WE  TH  FR  SA                          DATE: _____

**BREAKFAST:**
_____
_____
_____
_____

**LUNCH:**
_____
_____
_____
_____

**DINNER:**
_____
_____
_____
_____

**SNACKS:**                          **FRUITS/VEGGIES:**
_____

**WATER:** ⋘ ————————————— ♥ ————————————— ⋙

**EXERCISES/ACTIVITIES:**
_____
_____
_____

**SLEEP TIME:**                          **WAKE UP TIME:**

**HOW WAS MY DAY?**
_____

**HOW TO MAKE TOMORROW A BETTER DAY?**
_____

SU  MO  TU  WE  TH  FR  SA                          DATE: _____

## BREAKFAST:
_____
_____
_____
_____

## LUNCH:
_____
_____
_____

## DINNER:
_____
_____
_____

## SNACKS:                          FRUITS/VEGGIES:
_____

## WATER:

## EXERCISES/ACTIVITIES:
_____
_____

SLEEP TIME:                          WAKE UP TIME:

HOW WAS MY DAY?
_____

HOW TO MAKE TOMORROW A BETTER DAY?
_____

SU  MO  TU  WE  TH  FR  SA                    DATE: _____

## BREAKFAST:
_____
_____
_____
_____

## LUNCH:
_____
_____
_____
_____

## DINNER:
_____
_____
_____
_____

## SNACKS:                              FRUITS/VEGGIES:
_____

## WATER: ⫷⫷⫷ ———————— ♥ ———————— ⟫⟫

## EXERCISES/ACTIVITIES:
_____
_____
_____

**SLEEP TIME:**                         **WAKE UP TIME:**

**HOW WAS MY DAY?**
_____

**HOW TO MAKE TOMORROW A BETTER DAY?**
_____

SU  MO  TU  WE  TH  FR  SA                    DATE: _____

## BREAKFAST:

## LUNCH:

## DINNER:

## SNACKS:                           FRUITS/VEGGIES:

## WATER:

## EXERCISES/ACTIVITIES:

SLEEP TIME:                          WAKE UP TIME:

HOW WAS MY DAY?

HOW TO MAKE TOMORROW A BETTER DAY?

SU  MO  TU  WE  TH  FR  SA

DATE: _____

## BREAKFAST:

_____
_____
_____
_____

## LUNCH:

_____
_____
_____
_____

## DINNER:

_____
_____
_____
_____

## SNACKS:                           FRUITS/VEGGIES:

_____
_____

## WATER:

## EXERCISES/ACTIVITIES:

_____
_____
_____

SLEEP TIME: _____        WAKE UP TIME: _____

HOW WAS MY DAY? _____
_____

HOW TO MAKE TOMORROW A BETTER DAY? _____
_____

SU  MO  TU  WE  TH  FR  SA                    DATE: _____

**BREAKFAST:**

_____

_____

_____

**LUNCH:**

_____

_____

_____

**DINNER:**

_____

_____

_____

**SNACKS:**                              **FRUITS/VEGGIES:**

_____

**WATER:**

**EXERCISES/ACTIVITIES:**

_____

_____

_____

**SLEEP TIME:**                          **WAKE UP TIME:**

**HOW WAS MY DAY?**

_____

**HOW TO MAKE TOMORROW A BETTER DAY?**

_____

SU  MO  TU  WE  TH  FR  SA                    DATE: _____

**BREAKFAST:**
_____
_____
_____
_____

**LUNCH:**
_____
_____
_____
_____

**DINNER:**
_____
_____
_____
_____

**SNACKS:**                          **FRUITS/VEGGIES:**
_____

**WATER:** <<< ———————————— ♥ ———————————— >>>

**EXERCISES/ACTIVITIES:**
_____
_____
_____

**SLEEP TIME:**                      **WAKE UP TIME:**
_____

**HOW WAS MY DAY?**
_____

**HOW TO MAKE TOMORROW A BETTER DAY?**
_____

SU  MO  TU  WE  TH  FR  SA                    DATE: _____

## BREAKFAST:
_____
_____
_____
_____

## LUNCH:
_____
_____
_____
_____

## DINNER:
_____
_____
_____
_____

## SNACKS:                          FRUITS/VEGGIES:
_____

## WATER:

## EXERCISES/ACTIVITIES:
_____
_____
_____

**SLEEP TIME:**                    **WAKE UP TIME:**

**HOW WAS MY DAY?**
_____

**HOW TO MAKE TOMORROW A BETTER DAY?**
_____

SU  MO  TU  WE  TH  FR  SA                          DATE: _____

## BREAKFAST:
_____
_____
_____
_____

## LUNCH:
_____
_____
_____
_____

## DINNER:
_____
_____
_____
_____

## SNACKS:                          FRUITS/VEGGIES:
_____

## WATER:

## EXERCISES/ACTIVITIES:
_____
_____

SLEEP TIME:                          WAKE UP TIME:

## HOW WAS MY DAY?

## HOW TO MAKE TOMORROW A BETTER DAY?

SU  MO  TU  WE  TH  FR  SA          DATE: _____

**BREAKFAST:**
_____
_____
_____
_____

**LUNCH:**
_____
_____
_____
_____

**DINNER:**
_____
_____
_____
_____

**SNACKS:** _____  **FRUITS/VEGGIES:** _____
_____

**WATER:**

**EXERCISES/ACTIVITIES:**
_____
_____
_____

**SLEEP TIME:** _____  **WAKE UP TIME:** _____

**HOW WAS MY DAY?** _____
_____

**HOW TO MAKE TOMORROW A BETTER DAY?** _____
_____

SU  MO  TU  WE  TH  FR  SA                              DATE: _____

**BREAKFAST:**
_____
_____
_____
_____

**LUNCH:**
_____
_____
_____
_____

**DINNER:**
_____
_____
_____
_____

**SNACKS:**                          **FRUITS/VEGGIES:**
_____
_____

**WATER:**

**EXERCISES/ACTIVITIES:**
_____
_____
_____

**SLEEP TIME:**                      **WAKE UP TIME:**

**HOW WAS MY DAY?**
_____

**HOW TO MAKE TOMORROW A BETTER DAY?**
_____

SU  MO  TU  WE  TH  FR  SA                         DATE: _____

**BREAKFAST:**
_____
_____
_____

**LUNCH:**
_____
_____
_____

**DINNER:**
_____
_____
_____

**SNACKS:**                              **FRUITS/VEGGIES:**
_____

**WATER:**

**EXERCISES/ACTIVITIES:**
_____
_____
_____

**SLEEP TIME:**                          **WAKE UP TIME:**

**HOW WAS MY DAY?**
_____

**HOW TO MAKE TOMORROW A BETTER DAY?**
_____

SU  MO  TU  WE  TH  FR  SA                    DATE: _____

**BREAKFAST:**

_____
_____
_____
_____

**LUNCH:**

_____
_____
_____
_____

**DINNER:**

_____
_____
_____
_____

**SNACKS:**                          **FRUITS/VEGGIES:**
_____

**WATER:**

**EXERCISES/ACTIVITIES:**
_____
_____
_____

**SLEEP TIME:**                      **WAKE UP TIME:**

**HOW WAS MY DAY?**
_____

**HOW TO MAKE TOMORROW A BETTER DAY?**
_____

SU  MO  TU  WE  TH  FR  SA

DATE: _____

## BREAKFAST:

_____
_____
_____
_____

## LUNCH:

_____
_____
_____

## DINNER:

_____
_____
_____

## SNACKS:                    FRUITS/VEGGIES:

_____

## WATER:

## EXERCISES/ACTIVITIES:

_____
_____
_____

SLEEP TIME:                    WAKE UP TIME:

## HOW WAS MY DAY?

_____

## HOW TO MAKE TOMORROW A BETTER DAY?

_____

SU  MO  TU  WE  TH  FR  SA                          DATE: _____

## BREAKFAST:
_____
_____
_____
_____

## LUNCH:
_____
_____
_____
_____

## DINNER:
_____
_____
_____
_____

## SNACKS:                              FRUITS/VEGGIES:
_____

WATER:

## EXERCISES/ACTIVITIES:
_____
_____
_____

SLEEP TIME:                             WAKE UP TIME:

HOW WAS MY DAY?
_____

HOW TO MAKE TOMORROW A BETTER DAY?
_____

SU  MO  TU  WE  TH  FR  SA                    DATE: _____

**BREAKFAST:**
_____
_____
_____
_____

**LUNCH:**
_____
_____
_____
_____

**DINNER:**
_____
_____
_____
_____

**SNACKS:**                          **FRUITS/VEGGIES:**
_____
_____

**WATER:**

**EXERCISES/ACTIVITIES:**
_____
_____
_____

**SLEEP TIME:**                      **WAKE UP TIME:**

**HOW WAS MY DAY?**
_____

**HOW TO MAKE TOMORROW A BETTER DAY?**
_____
_____

SU  MO  TU  WE  TH  FR  SA                          DATE: _____

## BREAKFAST:
_____
_____
_____
_____

## LUNCH:
_____
_____
_____
_____

## DINNER:
_____
_____
_____
_____

## SNACKS:                          FRUITS/VEGGIES:
_____

## WATER:

## EXERCISES/ACTIVITIES:
_____
_____
_____

SLEEP TIME:                          WAKE UP TIME:

## HOW WAS MY DAY?
_____

## HOW TO MAKE TOMORROW A BETTER DAY?
_____

SU  MO  TU  WE  TH  FR  SA                    DATE: _____

**BREAKFAST:**

_____
_____
_____
_____

**LUNCH:**

_____
_____
_____
_____

**DINNER:**

_____
_____
_____
_____

**SNACKS:** _____  **FRUITS/VEGGIES:** _____

_____

**WATER:**

**EXERCISES/ACTIVITIES:**

_____
_____
_____

**SLEEP TIME:** _____  **WAKE UP TIME:** _____

**HOW WAS MY DAY?**

_____

**HOW TO MAKE TOMORROW A BETTER DAY?**

_____

SU  MO  TU  WE  TH  FR  SA                    DATE: _____

**BREAKFAST:**
_____
_____
_____
_____

**LUNCH:**
_____
_____
_____
_____

**DINNER:**
_____
_____
_____
_____

**SNACKS:**                              **FRUITS/VEGGIES:**
_____

**WATER:**

**EXERCISES/ACTIVITIES:**
_____
_____
_____

**SLEEP TIME:**                          **WAKE UP TIME:**

**HOW WAS MY DAY?**
_____

**HOW TO MAKE TOMORROW A BETTER DAY?**
_____

SU  MO  TU  WE  TH  FR  SA                    DATE: _____

**BREAKFAST:**

_____
_____
_____
_____

**LUNCH:**

_____
_____
_____
_____

**DINNER:**

_____
_____
_____
_____

**SNACKS:**                              **FRUITS/VEGGIES:**

_____
_____

**WATER:**

**EXERCISES/ACTIVITIES:**

_____
_____
_____

**SLEEP TIME:**                          **WAKE UP TIME:**

**HOW WAS MY DAY?** _____

**HOW TO MAKE TOMORROW A BETTER DAY?** _____
_____

SU  MO  TU  WE  TH  FR  SA                    DATE: _____

## BREAKFAST:

_____
_____
_____
_____

## LUNCH:

_____
_____
_____
_____

## DINNER:

_____
_____
_____
_____

## SNACKS:                              FRUITS/VEGGIES:

_____

## WATER: ⋘━━━━━━━━━━━ ♥ ━━━━━━━━━━━⋙

🥤 🥤 🥤 🥤 🥤 🥤 🥤 🥤 🥤 🥤 🥤 🥤 🥤 🥤 🥤 🥤 🥤 🥤

## EXERCISES/ACTIVITIES:

_____
_____
_____

SLEEP TIME:                             WAKE UP TIME:

## HOW WAS MY DAY?

_____

## HOW TO MAKE TOMORROW A BETTER DAY?

_____

SU  MO  TU  WE  TH  FR  SA                    DATE: _____

## BREAKFAST:
_____
_____
_____
_____

## LUNCH:
_____
_____
_____
_____

## DINNER:
_____
_____
_____
_____

## SNACKS:                              FRUITS/VEGGIES:
_____

**WATER:**

**EXERCISES/ACTIVITIES:**
_____
_____
_____

SLEEP TIME:                              WAKE UP TIME:

HOW WAS MY DAY?
_____

HOW TO MAKE TOMORROW A BETTER DAY?
_____

SU  MO  TU  WE  TH  FR  SA          DATE: _____

## BREAKFAST:
_____
_____
_____

## LUNCH:
_____
_____
_____

## DINNER:
_____
_____
_____

## SNACKS:                          FRUITS/VEGGIES:
_____

## WATER: ⫷⫷  ♥  ⫸⫸

## EXERCISES/ACTIVITIES:
_____
_____

## SLEEP TIME:                      WAKE UP TIME:

## HOW WAS MY DAY?
_____

## HOW TO MAKE TOMORROW A BETTER DAY?
_____

SU MO TU WE TH FR SA                    DATE: _____

**BREAKFAST:**
_____
_____
_____
_____

**LUNCH:**
_____
_____
_____
_____

**DINNER:**
_____
_____
_____
_____

**SNACKS:**                          **FRUITS/VEGGIES:**
_____
_____

**WATER:**

**EXERCISES/ACTIVITIES:**
_____
_____
_____

**SLEEP TIME:**                       **WAKE UP TIME:**

**HOW WAS MY DAY?**
_____

**HOW TO MAKE TOMORROW A BETTER DAY?**
_____

SU  MO  TU  WE  TH  FR  SA                    DATE: _____

**BREAKFAST:** _____
_____
_____
_____

**LUNCH:** _____
_____
_____
_____

**DINNER:** _____
_____
_____
_____

**SNACKS:** _____     **FRUITS/VEGGIES:** _____
_____

**WATER:** ⟨⟨⟨ ——————————— ♥ ——————————— ⟩⟩⟩

**EXERCISES/ACTIVITIES:** _____
_____
_____

**SLEEP TIME:** _____     **WAKE UP TIME:** _____

**HOW WAS MY DAY?** _____
_____

**HOW TO MAKE TOMORROW A BETTER DAY?** _____
_____

SU MO TU WE TH FR SA                    DATE: _____

**BREAKFAST:**
_____
_____
_____
_____

**LUNCH:**
_____
_____
_____
_____

**DINNER:**
_____
_____
_____
_____

**SNACKS:**                          **FRUITS/VEGGIES:**
_____
_____

**WATER:**

**EXERCISES/ACTIVITIES:**
_____
_____
_____

**SLEEP TIME:**                      **WAKE UP TIME:**

**HOW WAS MY DAY?**
_____

**HOW TO MAKE TOMORROW A BETTER DAY?**
_____

SU  MO  TU  WE  TH  FR  SA                    DATE: _____

**BREAKFAST:**
_____
_____
_____
_____

**LUNCH:**
_____
_____
_____
_____

**DINNER:**
_____
_____
_____
_____

**SNACKS:**                          **FRUITS/VEGGIES:**
_____

**WATER:** ⟪⟪←————————————— ♥ —————————————→⟫⟫

**EXERCISES/ACTIVITIES:**
_____
_____

**SLEEP TIME:**                      **WAKE UP TIME:**

**HOW WAS MY DAY?**
_____

**HOW TO MAKE TOMORROW A BETTER DAY?**
_____

SU  MO  TU  WE  TH  FR  SA                    DATE: _____

**BREAKFAST:**
_____
_____
_____
_____

**LUNCH:**
_____
_____
_____
_____

**DINNER:**
_____
_____
_____
_____

**SNACKS:**                          **FRUITS/VEGGIES:**
_____
_____

**WATER:**

**EXERCISES/ACTIVITIES:**
_____
_____
_____

**SLEEP TIME:**                      **WAKE UP TIME:**

**HOW WAS MY DAY?**
_____

**HOW TO MAKE TOMORROW A BETTER DAY?**
_____

SU  MO  TU  WE  TH  FR  SA                    DATE: _____

## BREAKFAST:

_____
_____
_____

## LUNCH:

_____
_____
_____

## DINNER:

_____
_____
_____

## SNACKS:                                   FRUITS/VEGGIES:

_____

## WATER: ⫷⫷⫷ ———————————— ♥ ———————————— ⫸⫸⫸

## EXERCISES/ACTIVITIES:

_____
_____

## SLEEP TIME:                               WAKE UP TIME:

## HOW WAS MY DAY?

## HOW TO MAKE TOMORROW A BETTER DAY?

_____

SU  MO  TU  WE  TH  FR  SA                    DATE: _____

## BREAKFAST:

## LUNCH:

## DINNER:

## SNACKS:                         FRUITS/VEGGIES:

WATER:

## EXERCISES/ACTIVITIES:

SLEEP TIME:                        WAKE UP TIME:

HOW WAS MY DAY?

HOW TO MAKE TOMORROW A BETTER DAY?

SU  MO  TU  WE  TH  FR  SA                    DATE: _____

**BREAKFAST:**
_____
_____
_____
_____

**LUNCH:**
_____
_____
_____
_____

**DINNER:**
_____
_____
_____
_____

**SNACKS:** _____  **FRUITS/VEGGIES:** _____
_____

**WATER:** ⇜ ———————— ♥ ———————— ⇝

**EXERCISES/ACTIVITIES:**
_____
_____
_____

**SLEEP TIME:** _____  **WAKE UP TIME:** _____

**HOW WAS MY DAY?**
_____

**HOW TO MAKE TOMORROW A BETTER DAY?**
_____

SU  MO  TU  WE  TH  FR  SA                    DATE: _____

## BREAKFAST:
_____
_____
_____
_____

## LUNCH:
_____
_____
_____
_____

## DINNER:
_____
_____
_____
_____

## SNACKS:                          FRUITS/VEGGIES:
_____
_____

## WATER:

## EXERCISES/ACTIVITIES:
_____
_____
_____

## SLEEP TIME:                      WAKE UP TIME:

## HOW WAS MY DAY?
_____

## HOW TO MAKE TOMORROW A BETTER DAY?
_____

SU  MO  TU  WE  TH  FR  SA                    DATE: _____

**BREAKFAST:**

_____

_____

_____

_____

**LUNCH:**

_____

_____

_____

_____

**DINNER:**

_____

_____

_____

_____

**SNACKS:**                          **FRUITS/VEGGIES:**

_____

**WATER:**

**EXERCISES/ACTIVITIES:**

_____

_____

_____

**SLEEP TIME:**                        **WAKE UP TIME:**

**HOW WAS MY DAY?**

_____

**HOW TO MAKE TOMORROW A BETTER DAY?**

_____

SU  MO  TU  WE  TH  FR  SA                    DATE: _____

**BREAKFAST:**
_____
_____
_____
_____

**LUNCH:**
_____
_____
_____
_____

**DINNER:**
_____
_____
_____
_____

**SNACKS:** _____  **FRUITS/VEGGIES:** _____
_____

**WATER:**

**EXERCISES/ACTIVITIES:**
_____
_____
_____

**SLEEP TIME:** _____  **WAKE UP TIME:** _____

**HOW WAS MY DAY?**
_____

**HOW TO MAKE TOMORROW A BETTER DAY?**
_____

SU  MO  TU  WE  TH  FR  SA          DATE: _____

## BREAKFAST:
_____
_____
_____
_____

## LUNCH:
_____
_____
_____
_____

## DINNER:
_____
_____
_____
_____

## SNACKS:                          FRUITS/VEGGIES:
_____

WATER: ⋘ ———————————— ♥ ————————————— ⋙

EXERCISES/ACTIVITIES:
_____
_____
_____

SLEEP TIME:                          WAKE UP TIME:

HOW WAS MY DAY?
_____

HOW TO MAKE TOMORROW A BETTER DAY?
_____

SU MO TU WE TH FR SA                    DATE: _____

**BREAKFAST:**
_____
_____
_____
_____

**LUNCH:**
_____
_____
_____
_____

**DINNER:**
_____
_____
_____
_____

**SNACKS:**                              **FRUITS/VEGGIES:**
_____
_____

**WATER:**

**EXERCISES/ACTIVITIES:**
_____
_____
_____

**SLEEP TIME:**                          **WAKE UP TIME:**

**HOW WAS MY DAY?**
_____

**HOW TO MAKE TOMORROW A BETTER DAY?**
_____

SU  MO  TU  WE  TH  FR  SA                    DATE: _____

## BREAKFAST:
_____
_____
_____
_____

## LUNCH:
_____
_____
_____

## DINNER:
_____
_____
_____

## SNACKS:                          FRUITS/VEGGIES:
_____

## WATER:

## EXERCISES/ACTIVITIES:
_____
_____

SLEEP TIME:                          WAKE UP TIME:

HOW WAS MY DAY?
_____

HOW TO MAKE TOMORROW A BETTER DAY?
_____

SU MO TU WE TH FR SA

DATE: _____

**BREAKFAST:**

_____
_____
_____

**LUNCH:**

_____
_____
_____

**DINNER:**

_____
_____
_____

**SNACKS:**                    **FRUITS/VEGGIES:**

_____

**WATER:**

**EXERCISES/ACTIVITIES:**

_____
_____

**SLEEP TIME:**                **WAKE UP TIME:**

_____

**HOW WAS MY DAY?**

_____

**HOW TO MAKE TOMORROW A BETTER DAY?**

_____

SU  MO  TU  WE  TH  FR  SA                              DATE: _____

**BREAKFAST:**
_____
_____
_____
_____

**LUNCH:**
_____
_____
_____
_____

**DINNER:**
_____
_____
_____
_____

**SNACKS:**                          **FRUITS/VEGGIES:**
_____

**WATER:** ⟨⟨⟨————————————— ♥ —————————————⟩⟩⟩

**EXERCISES/ACTIVITIES:**
_____
_____
_____

**SLEEP TIME:**                       **WAKE UP TIME:**

**HOW WAS MY DAY?**
_____

**HOW TO MAKE TOMORROW A BETTER DAY?**
_____

SU  MO  TU  WE  TH  FR  SA                     DATE: _____

## BREAKFAST:
_____
_____
_____
_____

## LUNCH:
_____
_____
_____
_____

## DINNER:
_____
_____
_____
_____

## SNACKS:                          FRUITS/VEGGIES:
_____

WATER:

## EXERCISES/ACTIVITIES:
_____
_____
_____

SLEEP TIME:                          WAKE UP TIME:

HOW WAS MY DAY?
_____

HOW TO MAKE TOMORROW A BETTER DAY?
_____

SU  MO  TU  WE  TH  FR  SA

DATE: _____

## BREAKFAST:

_____
_____
_____

## LUNCH:

_____
_____
_____

## DINNER:

_____
_____
_____

## SNACKS:                           FRUITS/VEGGIES:

_____

## WATER:

## EXERCISES/ACTIVITIES:

_____
_____

**SLEEP TIME:**                    **WAKE UP TIME:**

**HOW WAS MY DAY?**

**HOW TO MAKE TOMORROW A BETTER DAY?**

_____

SU  MO  TU  WE  TH  FR  SA                    DATE: _____

## BREAKFAST:
_____
_____
_____

## LUNCH:
_____
_____
_____

## DINNER:
_____
_____
_____

## SNACKS:                          FRUITS/VEGGIES:
_____

## WATER:

## EXERCISES/ACTIVITIES:
_____
_____

SLEEP TIME:                        WAKE UP TIME:

HOW WAS MY DAY?
_____

HOW TO MAKE TOMORROW A BETTER DAY?
_____

SU  MO  TU  WE  TH  FR  SA                        DATE: _____

## BREAKFAST:
_____
_____
_____

## LUNCH:
_____
_____
_____

## DINNER:
_____
_____
_____

## SNACKS:                              FRUITS/VEGGIES:
_____

## WATER:

## EXERCISES/ACTIVITIES:
_____
_____

## SLEEP TIME:                          WAKE UP TIME:

## HOW WAS MY DAY?
_____

## HOW TO MAKE TOMORROW A BETTER DAY?
_____

SU  MO  TU  WE  TH  FR  SA          DATE: _____

## BREAKFAST:

## LUNCH:

## DINNER:

## SNACKS:                          FRUITS/VEGGIES:

WATER: 〉〉〉〉〉〉〉  〉〉〉〉〉〉〉  〉〉〉〉〉〉〉 V 〈〈〈〈〈〈〈  〈〈〈〈〈〈〈  〈〈〈〈〈〈〈

## EXERCISES/ACTIVITIES:

SLEEP TIME:                         WAKE UP TIME:

HOW WAS MY DAY?

HOW TO MAKE TOMORROW A BETTER DAY?

SU  MO  TU  WE  TH  FR  SA                    DATE: _____

## BREAKFAST:
_____
_____
_____

## LUNCH:
_____
_____
_____

## DINNER:
_____
_____
_____

## SNACKS:                              FRUITS/VEGGIES:
_____

## WATER: ⋘ ———————— ♥ ———————————— ⋙

## EXERCISES/ACTIVITIES:
_____
_____

SLEEP TIME:                          WAKE UP TIME:

## HOW WAS MY DAY?
_____

## HOW TO MAKE TOMORROW A BETTER DAY?
_____

SU  MO  TU  WE  TH  FR  SA                    DATE: _____

**BREAKFAST:**

_____
_____
_____
_____

**LUNCH:**

_____
_____
_____
_____

**DINNER:**

_____
_____
_____
_____

**SNACKS:**                          **FRUITS/VEGGIES:**

_____

**WATER:**

**EXERCISES/ACTIVITIES:**

_____
_____
_____

**SLEEP TIME:**                      **WAKE UP TIME:**

**HOW WAS MY DAY?**

_____

**HOW TO MAKE TOMORROW A BETTER DAY?**

_____

SU  MO  TU  WE  TH  FR  SA              DATE: _____

## BREAKFAST:
_____
_____
_____
_____

## LUNCH:
_____
_____
_____
_____

## DINNER:
_____
_____
_____
_____

## SNACKS:                          FRUITS/VEGGIES:
_____

## WATER: «« ———————— ♥ ————————————— »»

## EXERCISES/ACTIVITIES:
_____
_____
_____

## SLEEP TIME:                      WAKE UP TIME:

## HOW WAS MY DAY?
_____

## HOW TO MAKE TOMORROW A BETTER DAY?
_____

SU  MO  TU  WE  TH  FR  SA                          DATE: _____

**BREAKFAST:**

**LUNCH:**

**DINNER:**

**SNACKS:**                              **FRUITS/VEGGIES:**

**WATER:**

**EXERCISES/ACTIVITIES:**

**SLEEP TIME:**                          **WAKE UP TIME:**

**HOW WAS MY DAY?**

**HOW TO MAKE TOMORROW A BETTER DAY?**

SU  MO  TU  WE  TH  FR  SA                    DATE: _____

## BREAKFAST:
_____
_____
_____
_____

## LUNCH:
_____
_____
_____
_____

## DINNER:
_____
_____
_____
_____

## SNACKS:                          FRUITS/VEGGIES:
_____

## WATER: ⫷⫷⫷ ———————— ♥ ———————— ⫸⫸⫸

## EXERCISES/ACTIVITIES:
_____
_____
_____

## SLEEP TIME:                      WAKE UP TIME:

## HOW WAS MY DAY?
_____

## HOW TO MAKE TOMORROW A BETTER DAY?
_____

SU  MO  TU  WE  TH  FR  SA                    DATE: _____

**BREAKFAST:**
_____
_____
_____
_____

**LUNCH:**
_____
_____
_____
_____

**DINNER:**
_____
_____
_____
_____

**SNACKS:**                         **FRUITS/VEGGIES:**
_____

**WATER:**

**EXERCISES/ACTIVITIES:**
_____
_____
_____

**SLEEP TIME:**                     **WAKE UP TIME:**
_____

**HOW WAS MY DAY?**
_____

**HOW TO MAKE TOMORROW A BETTER DAY?**
_____

SU  MO  TU  WE  TH  FR  SA                    DATE: _____

## BREAKFAST:
_____
_____
_____
_____

## LUNCH:
_____
_____
_____
_____

## DINNER:
_____
_____
_____
_____

## SNACKS:                          FRUITS/VEGGIES:
_____

## WATER:

## EXERCISES/ACTIVITIES:
_____
_____
_____

SLEEP TIME:                          WAKE UP TIME:

HOW WAS MY DAY?
_____

HOW TO MAKE TOMORROW A BETTER DAY?
_____

SU  MO  TU  WE  TH  FR  SA                    DATE: _____

**BREAKFAST:**

_____
_____
_____
_____

**LUNCH:**

_____
_____
_____
_____

**DINNER:**

_____
_____
_____
_____

**SNACKS:**                          **FRUITS/VEGGIES:**

_____

**WATER:**

**EXERCISES/ACTIVITIES:**

_____
_____
_____

**SLEEP TIME:**                      **WAKE UP TIME:**

**HOW WAS MY DAY?**

_____

**HOW TO MAKE TOMORROW A BETTER DAY?**

_____

SU  MO  TU  WE  TH  FR  SA                    DATE: _____

BREAKFAST:
_____
_____
_____
_____

LUNCH:
_____
_____
_____
_____

DINNER:
_____
_____
_____
_____

SNACKS:                          FRUITS/VEGGIES:
_____

WATER:

EXERCISES/ACTIVITIES:
_____
_____
_____

SLEEP TIME:                      WAKE UP TIME:

HOW WAS MY DAY?
_____

HOW TO MAKE TOMORROW A BETTER DAY?
_____

SU  MO  TU  WE  TH  FR  SA                    DATE: _____

**BREAKFAST:**
_____
_____
_____
_____

**LUNCH:**
_____
_____
_____
_____

**DINNER:**
_____
_____
_____

**SNACKS:**                          **FRUITS/VEGGIES:**
_____

**WATER:**

**EXERCISES/ACTIVITIES:**
_____
_____
_____

**SLEEP TIME:**                      **WAKE UP TIME:**

**HOW WAS MY DAY?**
_____

**HOW TO MAKE TOMORROW A BETTER DAY?**
_____

SU  MO  TU  WE  TH  FR  SA                    DATE: _____

## BREAKFAST:

_____
_____
_____
_____

## LUNCH:

_____
_____
_____
_____

## DINNER:

_____
_____
_____
_____

## SNACKS:                          FRUITS/VEGGIES:

_____
_____

WATER:

## EXERCISES/ACTIVITIES:

_____
_____
_____

SLEEP TIME:                         WAKE UP TIME:

HOW WAS MY DAY?
_____

HOW TO MAKE TOMORROW A BETTER DAY?
_____

SU  MO  TU  WE  TH  FR  SA                    DATE: _____

**BREAKFAST:**
_____
_____
_____

**LUNCH:**
_____
_____
_____

**DINNER:**
_____
_____
_____

**SNACKS:**                          **FRUITS/VEGGIES:**
_____

**WATER:**

**EXERCISES/ACTIVITIES:**
_____
_____

**SLEEP TIME:**                      **WAKE UP TIME:**

**HOW WAS MY DAY?**
_____

**HOW TO MAKE TOMORROW A BETTER DAY?**
_____

SU  MO  TU  WE  TH  FR  SA                    DATE: _____

**BREAKFAST:**
_____
_____
_____
_____

**LUNCH:**
_____
_____
_____
_____

**DINNER:**
_____
_____
_____
_____

**SNACKS:**                          **FRUITS/VEGGIES:**
_____
_____

**WATER:**

**EXERCISES/ACTIVITIES:**
_____
_____
_____

**SLEEP TIME:**                      **WAKE UP TIME:**

**HOW WAS MY DAY?**
_____

**HOW TO MAKE TOMORROW A BETTER DAY?**
_____

SU MO TU WE TH FR SA                    DATE: _____

## BREAKFAST:
_____
_____
_____
_____

## LUNCH:
_____
_____
_____
_____

## DINNER:
_____
_____
_____
_____

## SNACKS:                              FRUITS/VEGGIES:
_____

WATER:

## EXERCISES/ACTIVITIES:
_____
_____
_____

SLEEP TIME:                             WAKE UP TIME:

HOW WAS MY DAY?
_____

HOW TO MAKE TOMORROW A BETTER DAY?
_____

SU  MO  TU  WE  TH  FR  SA                    DATE: _____

## BREAKFAST:

_____
_____
_____
_____

## LUNCH:

_____
_____
_____
_____

## DINNER:

_____
_____
_____
_____

## SNACKS:                              FRUITS/VEGGIES:

_____
_____

WATER: ⫷⫷⫷ ———————————— ♥ ————————————— ⫸⫸⫸

## EXERCISES/ACTIVITIES:

_____
_____
_____

SLEEP TIME:                             WAKE UP TIME:
_____

## HOW WAS MY DAY?
_____

## HOW TO MAKE TOMORROW A BETTER DAY?
_____

SU  MO  TU  WE  TH  FR  SA          DATE: _____

**BREAKFAST:**
_____
_____
_____
_____

**LUNCH:**
_____
_____
_____
_____

**DINNER:**
_____
_____
_____
_____

**SNACKS:**                          **FRUITS/VEGGIES:**
_____

**WATER:**
_____

**EXERCISES/ACTIVITIES:**
_____
_____
_____

**SLEEP TIME:**                      **WAKE UP TIME:**

**HOW WAS MY DAY?**
_____

**HOW TO MAKE TOMORROW A BETTER DAY?**
_____

SU MO TU WE TH FR SA          DATE: _____

## BREAKFAST:
_____
_____
_____
_____

## LUNCH:
_____
_____
_____
_____

## DINNER:
_____
_____
_____

## SNACKS:                    FRUITS/VEGGIES:
_____

## WATER:

## EXERCISES/ACTIVITIES:
_____
_____

SLEEP TIME:                   WAKE UP TIME:

HOW WAS MY DAY?
_____

HOW TO MAKE TOMORROW A BETTER DAY?
_____

SU  MO  TU  WE  TH  FR  SA

DATE: _____

**BREAKFAST:**

_____
_____
_____
_____

**LUNCH:**

_____
_____
_____
_____

**DINNER:**

_____
_____
_____
_____

**SNACKS:**                          **FRUITS/VEGGIES:**

_____

**WATER:**

**EXERCISES/ACTIVITIES:**

_____
_____
_____

**SLEEP TIME:**                     **WAKE UP TIME:**

**HOW WAS MY DAY?**
_____

**HOW TO MAKE TOMORROW A BETTER DAY?**
_____

SU  MO  TU  WE  TH  FR  SA                          DATE: _____

## BREAKFAST:
_____
_____
_____
_____

## LUNCH:
_____
_____
_____
_____

## DINNER:
_____
_____
_____
_____

## SNACKS: _____  FRUITS/VEGGIES: _____
_____

WATER: <<< ————————— ♥ ————————— >>>

## EXERCISES/ACTIVITIES:
_____
_____
_____

SLEEP TIME: _____  WAKE UP TIME: _____

HOW WAS MY DAY?
_____

HOW TO MAKE TOMORROW A BETTER DAY?
_____

SU  MO  TU  WE  TH  FR  SA                      DATE: _____

**BREAKFAST:**
_____
_____
_____
_____

**LUNCH:**
_____
_____
_____
_____

**DINNER:**
_____
_____
_____
_____

**SNACKS:**                              **FRUITS/VEGGIES:**
_____
_____

**WATER:**

**EXERCISES/ACTIVITIES:**
_____
_____
_____

**SLEEP TIME:**                          **WAKE UP TIME:**

**HOW WAS MY DAY?**
_____

**HOW TO MAKE TOMORROW A BETTER DAY?**
_____

SU  MO  TU  WE  TH  FR  SA                          DATE: _____

**BREAKFAST:**
_____
_____
_____

**LUNCH:**
_____
_____
_____

**DINNER:**
_____
_____
_____

**SNACKS:**                          **FRUITS/VEGGIES:**
_____

**WATER:** ⋘————————————♥————————————⋙

**EXERCISES/ACTIVITIES:**
_____
_____
_____

**SLEEP TIME:**                          **WAKE UP TIME:**
_____

**HOW WAS MY DAY?**
_____

**HOW TO MAKE TOMORROW A BETTER DAY?**
_____

SU  MO  TU  WE  TH  FR  SA                    DATE: _____

## BREAKFAST:
_____
_____
_____
_____

## LUNCH:
_____
_____
_____
_____

## DINNER:
_____
_____
_____
_____

## SNACKS:                          FRUITS/VEGGIES:
_____

## WATER:

## EXERCISES/ACTIVITIES:
_____
_____
_____

SLEEP TIME:                    WAKE UP TIME:

## HOW WAS MY DAY?
_____

## HOW TO MAKE TOMORROW A BETTER DAY?
_____

SU  MO  TU  WE  TH  FR  SA

DATE: _____

## BREAKFAST:
_____
_____
_____
_____

## LUNCH:
_____
_____
_____
_____

## DINNER:
_____
_____
_____
_____

## SNACKS:                          FRUITS/VEGGIES:
_____

## WATER:

## EXERCISES/ACTIVITIES:
_____
_____
_____

SLEEP TIME:                          WAKE UP TIME:

HOW WAS MY DAY? _____

HOW TO MAKE TOMORROW A BETTER DAY? _____
_____

SU  MO  TU  WE  TH  FR  SA                    DATE: _____

**BREAKFAST:**

_____

_____

_____

_____

**LUNCH:**

_____

_____

_____

_____

**DINNER:**

_____

_____

_____

_____

**SNACKS:**                          **FRUITS/VEGGIES:**

_____

_____

**WATER:**

**EXERCISES/ACTIVITIES:**

_____

_____

_____

**SLEEP TIME:**                      **WAKE UP TIME:**

**HOW WAS MY DAY?**

_____

**HOW TO MAKE TOMORROW A BETTER DAY?**

_____

SU  MO  TU  WE  TH  FR  SA                    DATE: _____

BREAKFAST:
_____
_____
_____
_____

LUNCH:
_____
_____
_____
_____

DINNER:
_____
_____
_____
_____

SNACKS: _____    FRUITS/VEGGIES: _____
_____
_____

WATER:

EXERCISES/ACTIVITIES:
_____
_____
_____

SLEEP TIME: _____    WAKE UP TIME: _____

HOW WAS MY DAY? _____
_____

HOW TO MAKE TOMORROW A BETTER DAY? _____
_____

SU  MO  TU  WE  TH  FR  SA                    DATE: _____

## BREAKFAST:
_____
_____
_____
_____

## LUNCH:
_____
_____
_____
_____

## DINNER:
_____
_____
_____
_____

## SNACKS:                          FRUITS/VEGGIES:
_____

## WATER:

## EXERCISES/ACTIVITIES:
_____
_____
_____

SLEEP TIME:                    WAKE UP TIME:

HOW WAS MY DAY?
_____

HOW TO MAKE TOMORROW A BETTER DAY?
_____

SU  MO  TU  WE  TH  FR  SA          DATE: _____

**BREAKFAST:**
_____
_____
_____
_____

**LUNCH:**
_____
_____
_____
_____

**DINNER:**
_____
_____
_____
_____

**SNACKS:**                          **FRUITS/VEGGIES:**
_____

**WATER:** <<< ———————————— ♥ ———————————— >>>

**EXERCISES/ACTIVITIES:**
_____
_____
_____

**SLEEP TIME:**                      **WAKE UP TIME:**

**HOW WAS MY DAY?**
_____

**HOW TO MAKE TOMORROW A BETTER DAY?**
_____

SU MO TU WE TH FR SA                    DATE: _____

**BREAKFAST:**
_____
_____
_____

**LUNCH:**
_____
_____
_____

**DINNER:**
_____
_____
_____

**SNACKS:**                              **FRUITS/VEGGIES:**
_____

**WATER:**

**EXERCISES/ACTIVITIES:**
_____
_____
_____

**SLEEP TIME:**                          **WAKE UP TIME:**

**HOW WAS MY DAY?**
_____

**HOW TO MAKE TOMORROW A BETTER DAY?**
_____

SU  MO  TU  WE  TH  FR  SA          DATE: _____

**BREAKFAST:**
_____
_____
_____
_____

**LUNCH:**
_____
_____
_____
_____

**DINNER:**
_____
_____
_____
_____

**SNACKS:**                          **FRUITS/VEGGIES:**
_____
_____

**WATER:** ⟪⟪───────────── ♥ ─────────────⟫⟫

**EXERCISES/ACTIVITIES:**
_____
_____
_____

**SLEEP TIME:**                      **WAKE UP TIME:**

**HOW WAS MY DAY?**
_____

**HOW TO MAKE TOMORROW A BETTER DAY?**
_____

SU  MO  TU  WE  TH  FR  SA                          DATE: _____

## BREAKFAST:

_____
_____
_____
_____

## LUNCH:

_____
_____
_____
_____

## DINNER:

_____
_____
_____
_____

## SNACKS:                          FRUITS/VEGGIES:

_____
_____

## WATER:

## EXERCISES/ACTIVITIES:

_____
_____
_____

SLEEP TIME:                          WAKE UP TIME:

HOW WAS MY DAY?
_____

HOW TO MAKE TOMORROW A BETTER DAY?
_____

SU  MO  TU  WE  TH  FR  SA                    DATE: _____

## BREAKFAST:
_____
_____
_____
_____

## LUNCH:
_____
_____
_____
_____

## DINNER:
_____
_____
_____
_____

## SNACKS:                          FRUITS/VEGGIES:
_____

## WATER: ⫷⫷⫷ ————————— ♥ ————————— ⫸⫸⫸

## EXERCISES/ACTIVITIES:
_____
_____
_____

**SLEEP TIME:**                     **WAKE UP TIME:**

**HOW WAS MY DAY?**
_____

**HOW TO MAKE TOMORROW A BETTER DAY?**
_____

SU  MO  TU  WE  TH  FR  SA                    DATE: _____

## BREAKFAST:
_____
_____
_____
_____

## LUNCH:
_____
_____
_____
_____

## DINNER:
_____
_____
_____
_____

## SNACKS:                              FRUITS/VEGGIES:
_____

## WATER:

## EXERCISES/ACTIVITIES:
_____
_____
_____

SLEEP TIME:                          WAKE UP TIME:

HOW WAS MY DAY?

HOW TO MAKE TOMORROW A BETTER DAY?
_____

SU  MO  TU  WE  TH  FR  SA                    DATE: _____

**BREAKFAST:**
_____
_____
_____
_____

**LUNCH:**
_____
_____
_____
_____

**DINNER:**
_____
_____
_____
_____

**SNACKS:**                          **FRUITS/VEGGIES:**
_____

**WATER:** ⫷⫷⫷ ————————————— ♥ ————————————— ⫸⫸⫸

**EXERCISES/ACTIVITIES:**
_____
_____
_____

**SLEEP TIME:**                      **WAKE UP TIME:**

**HOW WAS MY DAY?**
_____

**HOW TO MAKE TOMORROW A BETTER DAY?**
_____

SU  MO  TU  WE  TH  FR  SA                    DATE: _____

## BREAKFAST:
_____
_____
_____
_____

## LUNCH:
_____
_____
_____
_____

## DINNER:
_____
_____
_____
_____

## SNACKS:                        FRUITS/VEGGIES:
_____

## WATER:

## EXERCISES/ACTIVITIES:
_____
_____
_____

**SLEEP TIME:**                    **WAKE UP TIME:**

**HOW WAS MY DAY?**
_____

**HOW TO MAKE TOMORROW A BETTER DAY?**
_____

SU  MO  TU  WE  TH  FR  SA                    DATE: _____

**BREAKFAST:** _____
_____
_____
_____

**LUNCH:** _____
_____
_____
_____

**DINNER:** _____
_____
_____
_____

**SNACKS:** _____  **FRUITS/VEGGIES:** _____
_____

**WATER:** ⫷⫷⫷ ———————————— ♥ ———————————————— ⫸⫸⫸

**EXERCISES/ACTIVITIES:** _____
_____
_____

**SLEEP TIME:** _____  **WAKE UP TIME:** _____

**HOW WAS MY DAY?** _____

**HOW TO MAKE TOMORROW A BETTER DAY?** _____

SU  MO  TU  WE  TH  FR  SA                    DATE: _____

**BREAKFAST:**
_____
_____
_____
_____

**LUNCH:**
_____
_____
_____
_____

**DINNER:**
_____
_____
_____
_____

**SNACKS:**                            **FRUITS/VEGGIES:**
_____
_____

**WATER:**

**EXERCISES/ACTIVITIES:**
_____
_____
_____

**SLEEP TIME:**                        **WAKE UP TIME:**

**HOW WAS MY DAY?**
_____

**HOW TO MAKE TOMORROW A BETTER DAY?**
_____

SU  MO  TU  WE  TH  FR  SA                    DATE: _____

## BREAKFAST:
_____
_____
_____
_____

## LUNCH:
_____
_____
_____
_____

## DINNER:
_____
_____
_____
_____

## SNACKS:                          FRUITS/VEGGIES:
_____

## WATER: ⫷⫷⫷ ⸰♥⸰ ⟫⟫⟫

## EXERCISES/ACTIVITIES:
_____
_____
_____

**SLEEP TIME:**                     **WAKE UP TIME:**

**HOW WAS MY DAY?**

**HOW TO MAKE TOMORROW A BETTER DAY?**

SU  MO  TU  WE  TH  FR  SA                    DATE: _____

## BREAKFAST:
_____
_____
_____
_____

## LUNCH:
_____
_____
_____
_____

## DINNER:
_____
_____
_____
_____

## SNACKS:                              FRUITS/VEGGIES:
_____

## WATER:

## EXERCISES/ACTIVITIES:
_____
_____
_____

**SLEEP TIME:**                    **WAKE UP TIME:**

**HOW WAS MY DAY?**

**HOW TO MAKE TOMORROW A BETTER DAY?**

SU  MO  TU  WE  TH  FR  SA                    DATE: _____

**BREAKFAST:**
_____
_____
_____

**LUNCH:**
_____
_____
_____

**DINNER:**
_____
_____
_____

**SNACKS:**                          **FRUITS/VEGGIES:**
_____

**WATER:** ≪ ———————————— ♥ ———————————— ≫

**EXERCISES/ACTIVITIES:**
_____
_____
_____

**SLEEP TIME:**                      **WAKE UP TIME:**
_____

**HOW WAS MY DAY?**
_____

**HOW TO MAKE TOMORROW A BETTER DAY?**
_____

SU  MO  TU  WE  TH  FR  SA                                    DATE: _____

## BREAKFAST:

_____
_____
_____
_____

## LUNCH:

_____
_____
_____
_____

## DINNER:

_____
_____
_____
_____

## SNACKS:                              FRUITS/VEGGIES:

_____

WATER:

## EXERCISES/ACTIVITIES:

_____
_____
_____

SLEEP TIME:                          WAKE UP TIME:

HOW WAS MY DAY?

HOW TO MAKE TOMORROW A BETTER DAY?

SU  MO  TU  WE  TH  FR  SA                         DATE: _____

**BREAKFAST:**
_____
_____
_____
_____

**LUNCH:**
_____
_____
_____
_____

**DINNER:**
_____
_____
_____
_____

**SNACKS:**                          **FRUITS/VEGGIES:**
_____
_____

**WATER:**

**EXERCISES/ACTIVITIES:**
_____
_____
_____

**SLEEP TIME:**                      **WAKE UP TIME:**

**HOW WAS MY DAY?**
_____

**HOW TO MAKE TOMORROW A BETTER DAY?**
_____

SU  MO  TU  WE  TH  FR  SA                    DATE: _____

## BREAKFAST:
_____
_____
_____
_____

## LUNCH:
_____
_____
_____
_____

## DINNER:
_____
_____
_____
_____

## SNACKS:                          FRUITS/VEGGIES:
_____

## WATER:

## EXERCISES/ACTIVITIES:
_____
_____
_____

SLEEP TIME:                          WAKE UP TIME:

## HOW WAS MY DAY?
_____

## HOW TO MAKE TOMORROW A BETTER DAY?
_____

SU  MO  TU  WE  TH  FR  SA                    DATE: _____

**BREAKFAST:**
_____
_____
_____
_____

**LUNCH:**
_____
_____
_____

**DINNER:**
_____
_____
_____

**SNACKS:**                          **FRUITS/VEGGIES:**
_____

**WATER:** ⋘ ⸻⸻⸻ ❤ ⸻⸻⸻ ⋙

**EXERCISES/ACTIVITIES:**
_____
_____

**SLEEP TIME:**                      **WAKE UP TIME:**

**HOW WAS MY DAY?**
_____

**HOW TO MAKE TOMORROW A BETTER DAY?**
_____

SU  MO  TU  WE  TH  FR  SA                    DATE: _____

## BREAKFAST:
_____
_____
_____
_____

## LUNCH:
_____
_____
_____
_____

## DINNER:
_____
_____
_____
_____

## SNACKS:                           FRUITS/VEGGIES:
_____
_____

## WATER:

## EXERCISES/ACTIVITIES:
_____
_____
_____

## SLEEP TIME:                    WAKE UP TIME:

## HOW WAS MY DAY?
_____

## HOW TO MAKE TOMORROW A BETTER DAY?
_____
_____

# NOTE & IDEA

Manufactured by Amazon.ca
Bolton, ON

23648181R00060